내 자리를 찾아줘!

글쓴이 | 김수진 · 문민지 · 박미정 · 이다예
이은정 · 조나희 · 정영란
그린이 | 김수진

dh 대한나래출판사

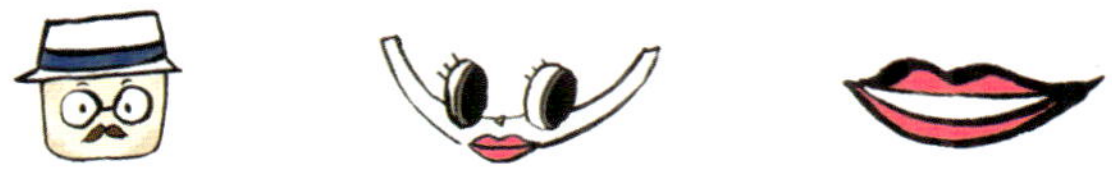

지금까지 치과에 관한 대부분의 동화책은 칫솔질 등 구강관리에 대한 내용을 다루고 있어 치과치료에 대한 이해를 돕는 내용이 동화책으로 나온 경우는 매우 드물다.
교정치료의 과정을 이해하기 쉽게 예쁜 캐릭터를 이용하여 설명하고 있어 평소 교정에 관심이 있던 사람들에게 유용한 책이다.

정은심 _ 대구경북치과위생사협회장

이 책을 보기 전 교정치료에 대한 동화책을 만들었다는 말에 전문적인 내용을 어떻게 동화책으로 표현한다는 것인지 이해하기 어려웠습니다. 그런데 실제 동화책을 보고 창의적인 표현에 놀라고, 이 책을 치위생과 학생들이 만들었다는 점에 두 번 놀라게 되었습니다. 교정에 관심이 있는 많은 이들이 보았으면 하는 바램입니다.

민경호 _ 대구광역시치과의사회장

안녕, 친구들!
나는 와이어 교수라고 해요.
브라켓 박사님과 손을 잡고
유라의 고민을 해결해 줄게요!

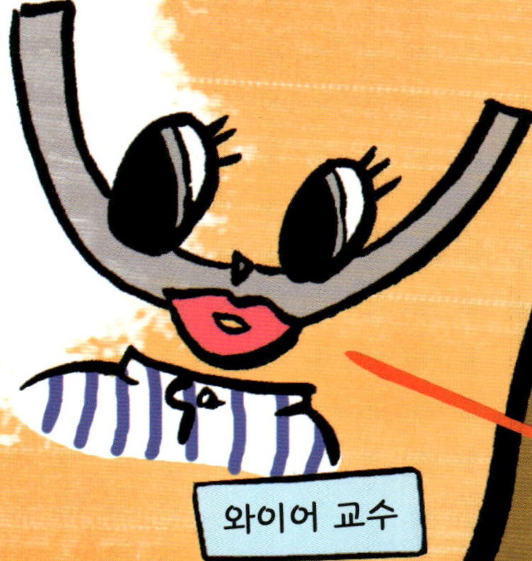

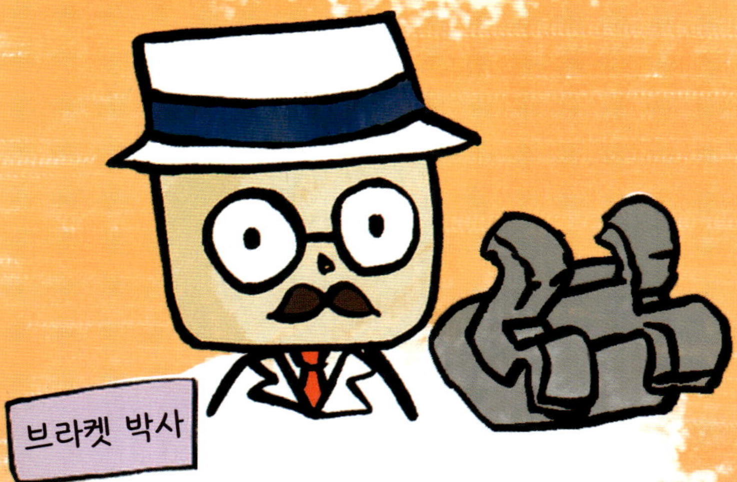

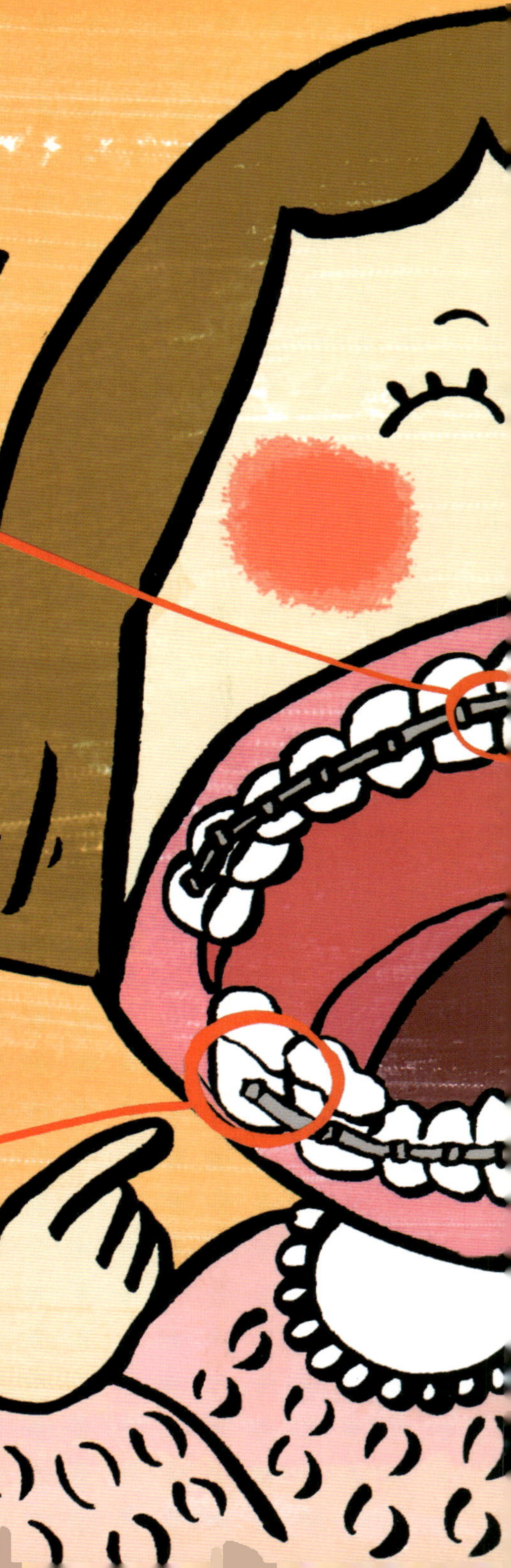

안녕하세요!
나는 브라켓 박사예요.
와이어 교수님과 함께
치아 친구들이 올바른 자리로 갈 수
있도록 도와줄 거예요.

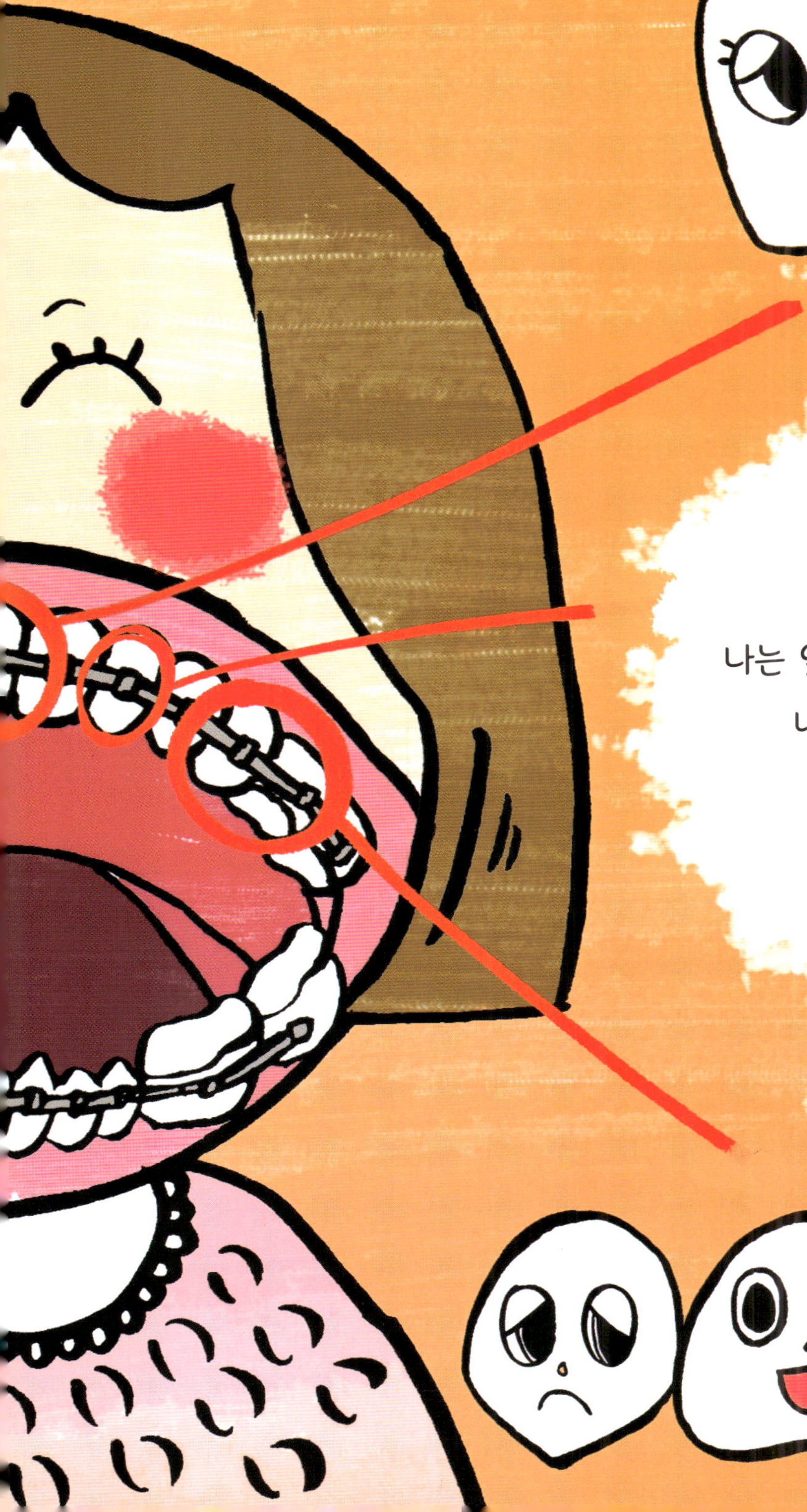

안녕?
나는 앞니라고 해.
삐뚤빼뚤한 모습 때문에
음식을 잘 끊어먹을 수가 없어…

나는 송곳니야~
나는 앞으로 삐죽 튀어나와 있어.
내 자리를 찾을 수 있는
방법이 없을까?

내 이름은 어금니!
나는 아랫니랑 닮지 않아
음식을 잘 씹을 수가 없어…
도와줘!!

유라는 **빼뚤게** 난 치아 때문에 항상 친구들에게 놀림을 받았어요.

"유라 좀 봐~ **드라큘라** 같이 생기지 않았어?"

"맞아. 웃을 때마다 너무 보기 싫어."

"쟤는 발음도 **이상한** 거 같아~"

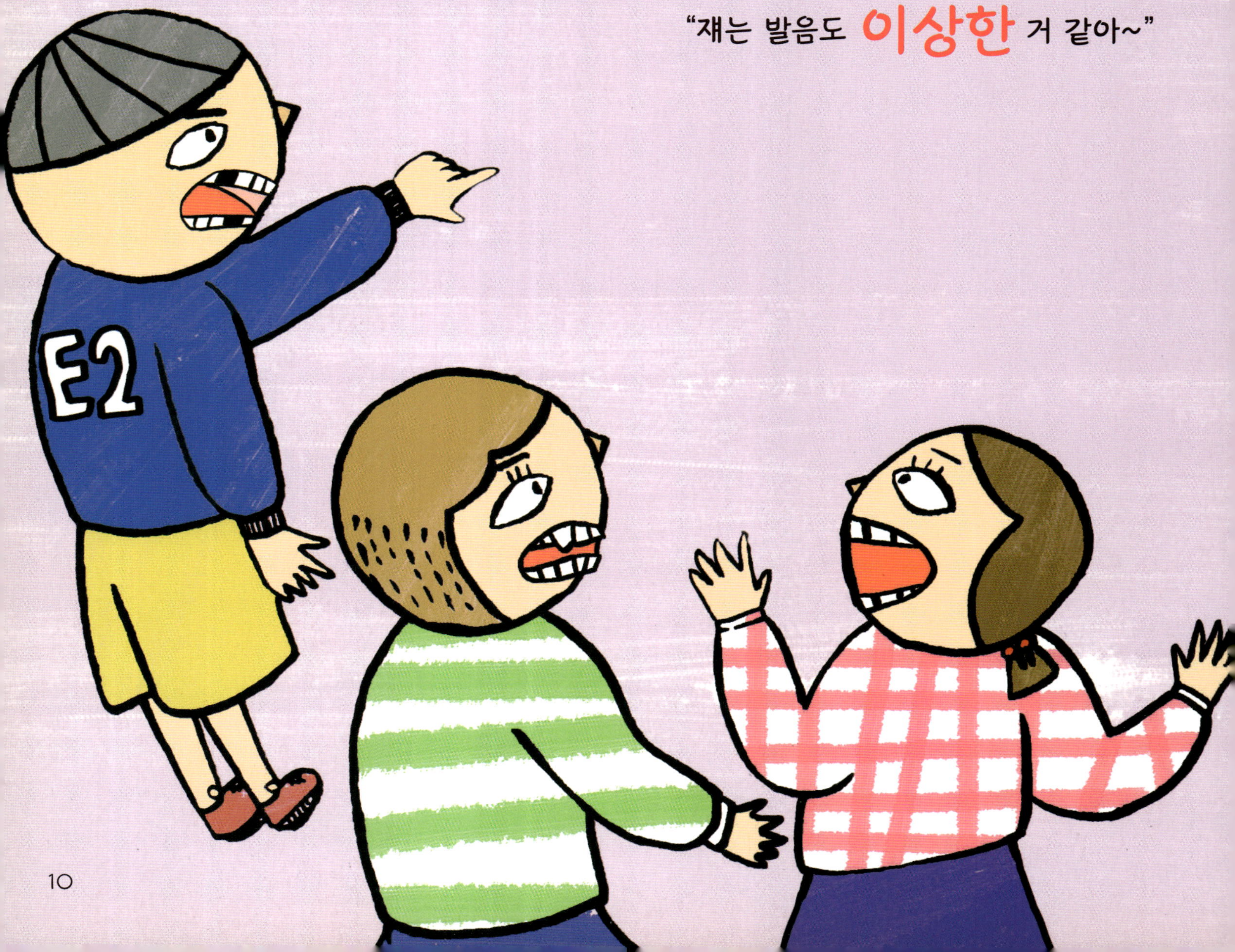

친구들에게 놀림을 받은 유라는 너무 속상한 나머지 엄마에게 투정을 부렸어요.

"엄마! 친구들이 내가 **드라큘라**같이 생겼대요~

나는 잘 씹어 먹지도 못하고…

책을 읽으면 친구들이 막 웃어요!"

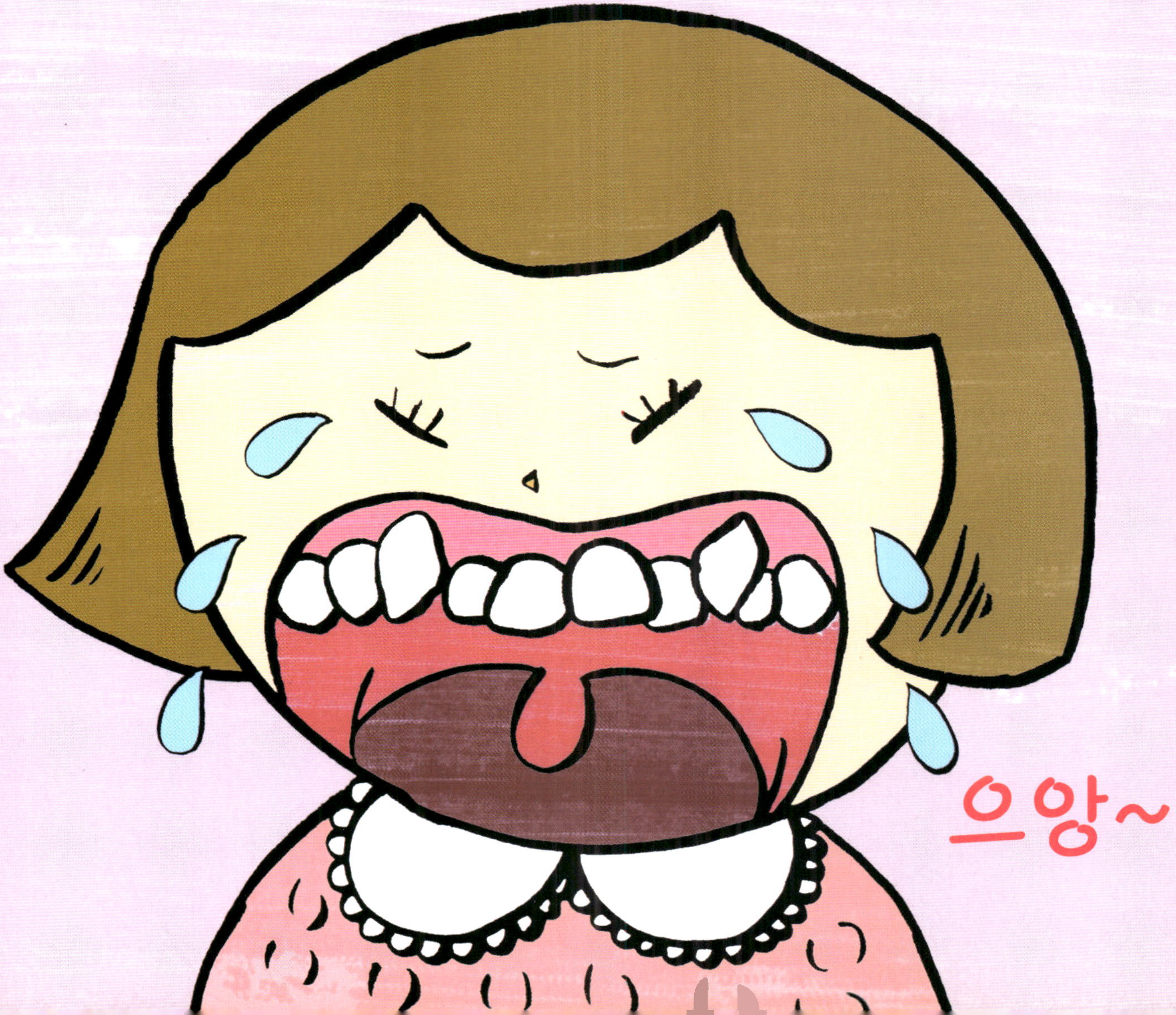

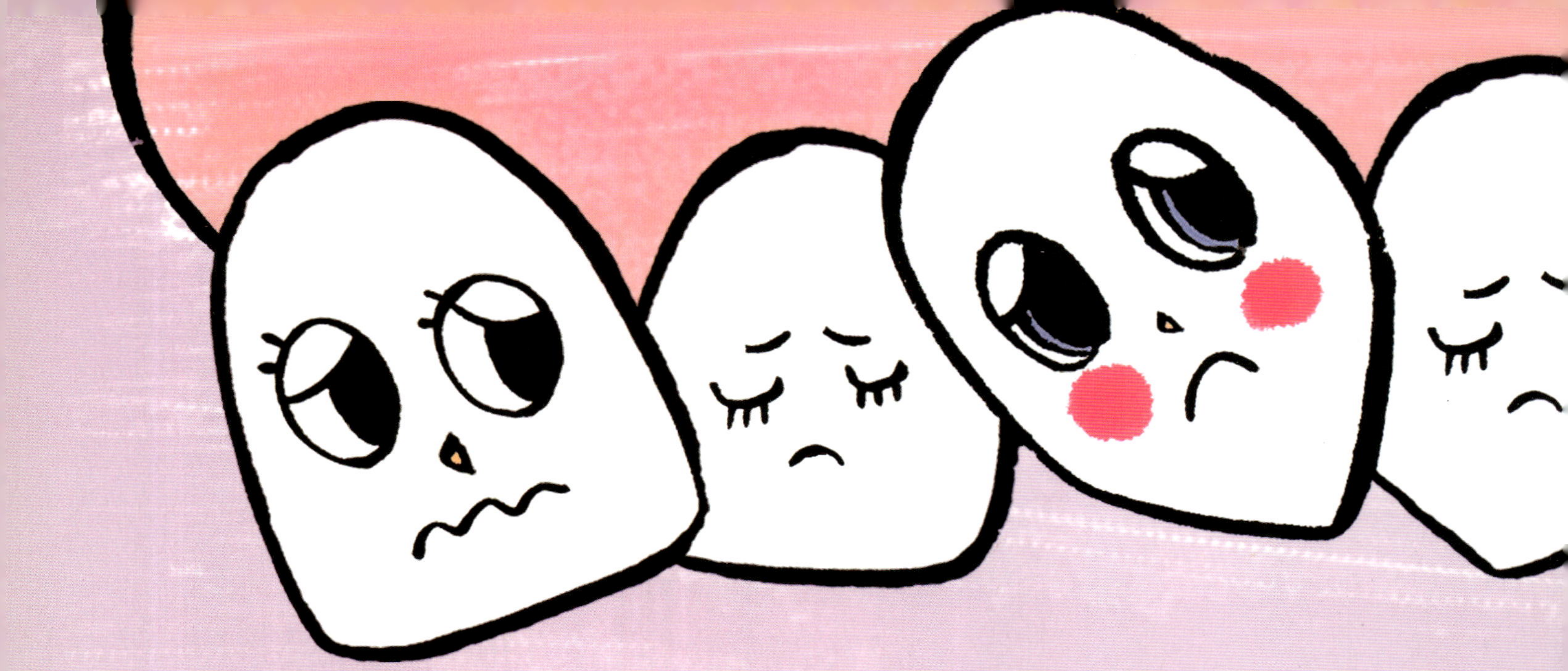

유라의 입속에서 송곳니가 **엉엉** 울고 있어요.

“난 왜 이렇게 **못생겼을까?** 나도 예뻐지고 싶어… 원래 내 자리를 찾고 싶다고!”

“송곳니야 힘내… 나도 **삐뚤빼뚤**… 정말 못생기지 않았니?”

“나는 아랫니랑 닿지 않아서 음식을 씹을 수가 없어.”

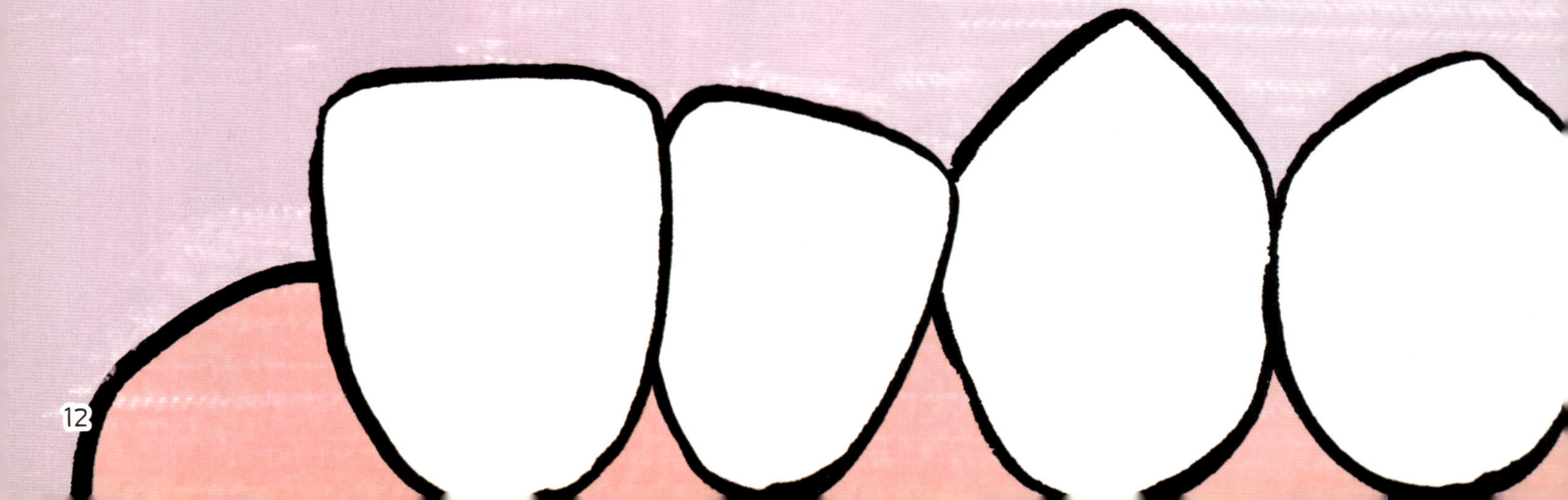

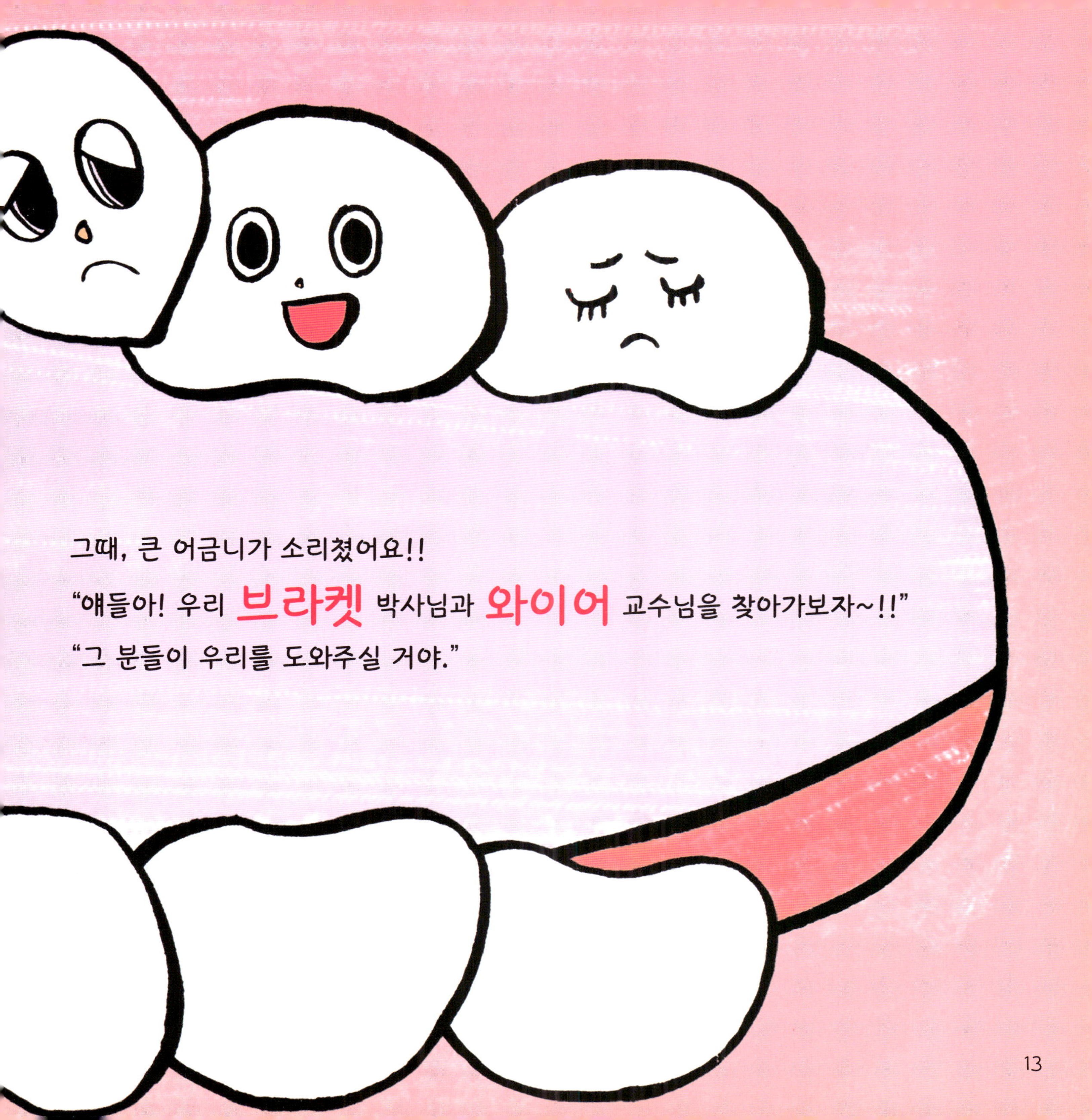

그때, 큰 어금니가 소리쳤어요!!

“얘들아! 우리 **브라켓** 박사님과 **와이어** 교수님을 찾아가보자~!!”

“그 분들이 우리를 도와주실 거야.”

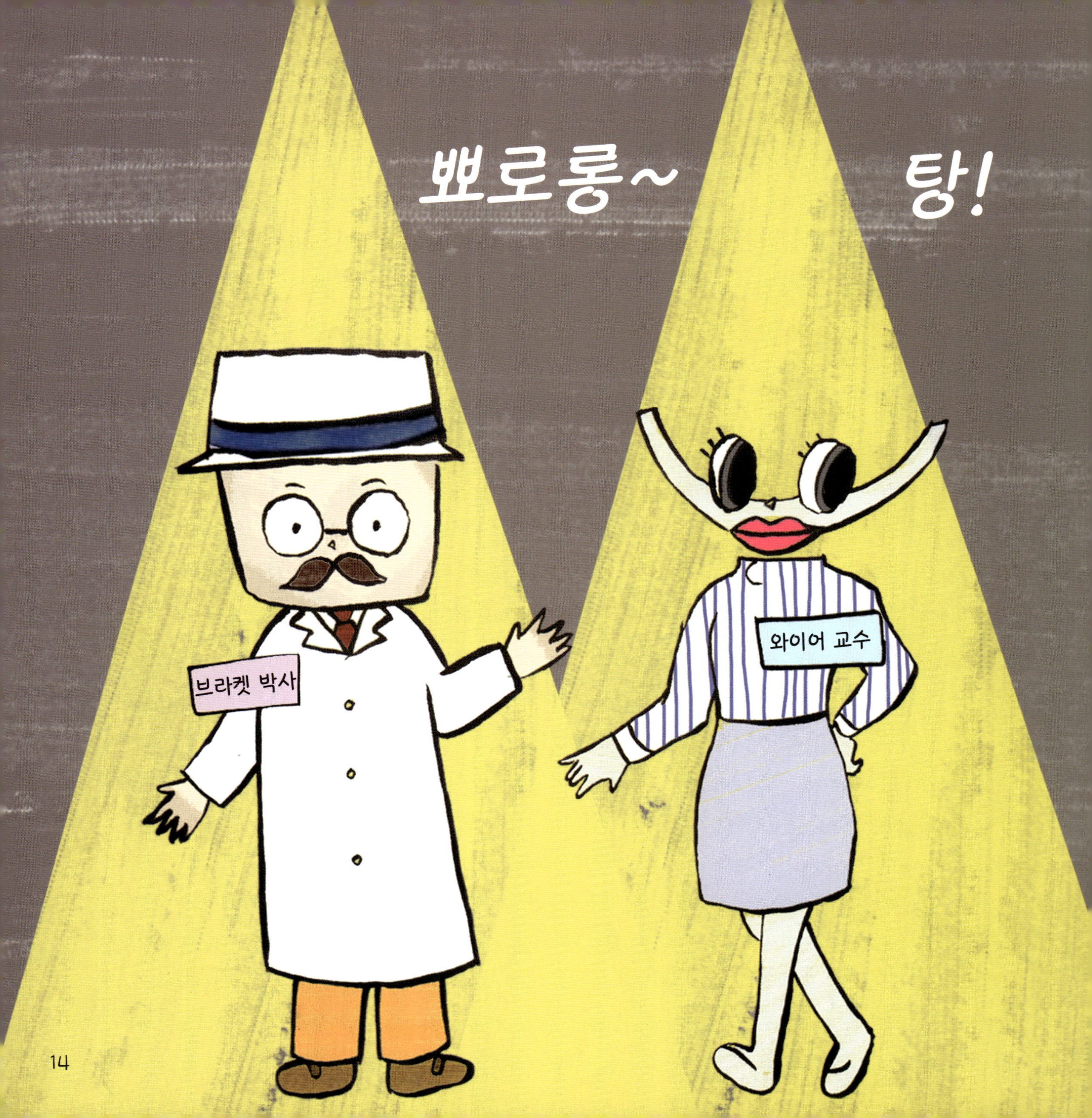
뾰로롱~
탕!
브라켓 박사
와이어 교수

송곳니와 치아 친구들이 브라켓 박사님과 와이어 교수님을 찾아갔어요.

"저는 제 자리가 없어서 앞으로 삐죽 튀어나와 있어요."

"제 친구 앞니도 삐뚤빼뚤한 모습 때문에 고민이 많아요..."

"도와주세요~"

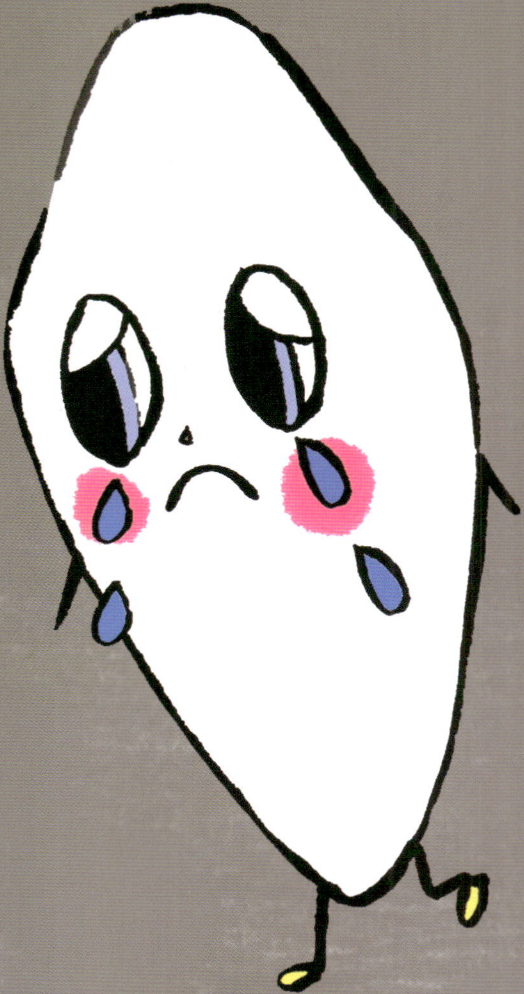

브라켓 박사님과 와이어 교수님이

힘차게 말했어요.

"자리를 못 찾는 치아 친구들이 있다구요?"

"걱정하지 마세요. 다 찾아줄게요!"

"우리가 치아 친구들의 자리를 찾아주기 위해서
교정치료라는 것을 할 거예요~"

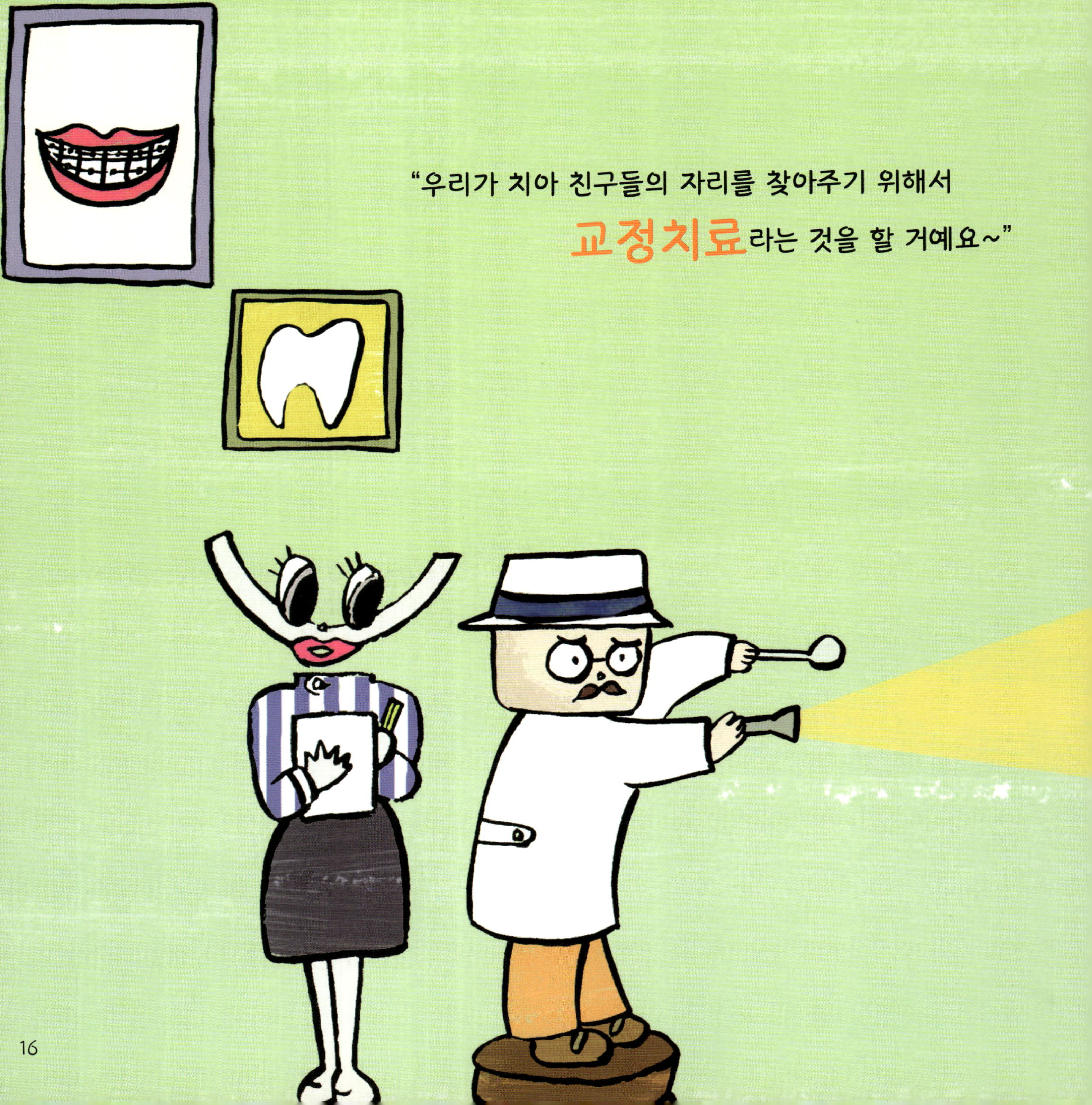

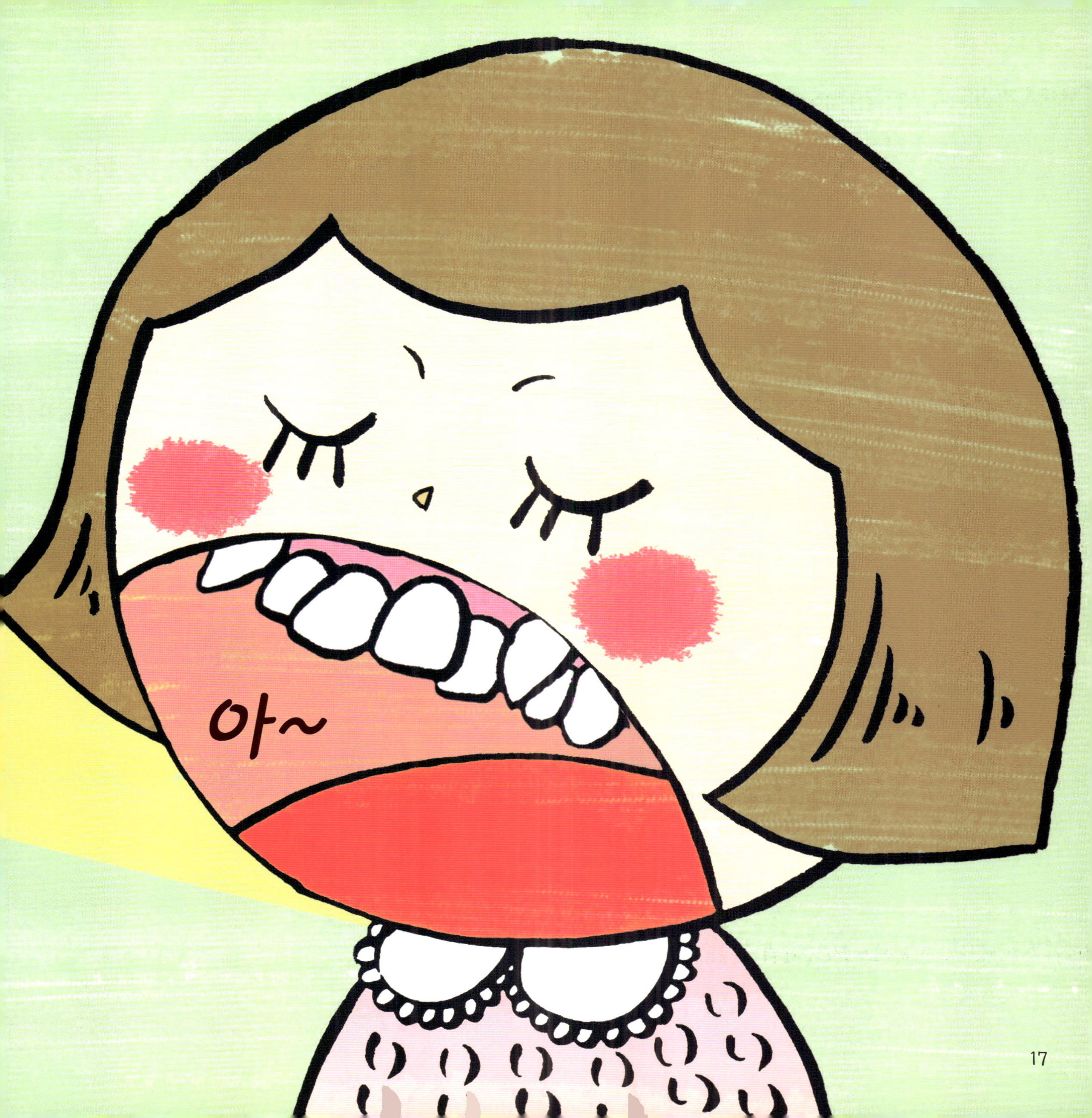
아~

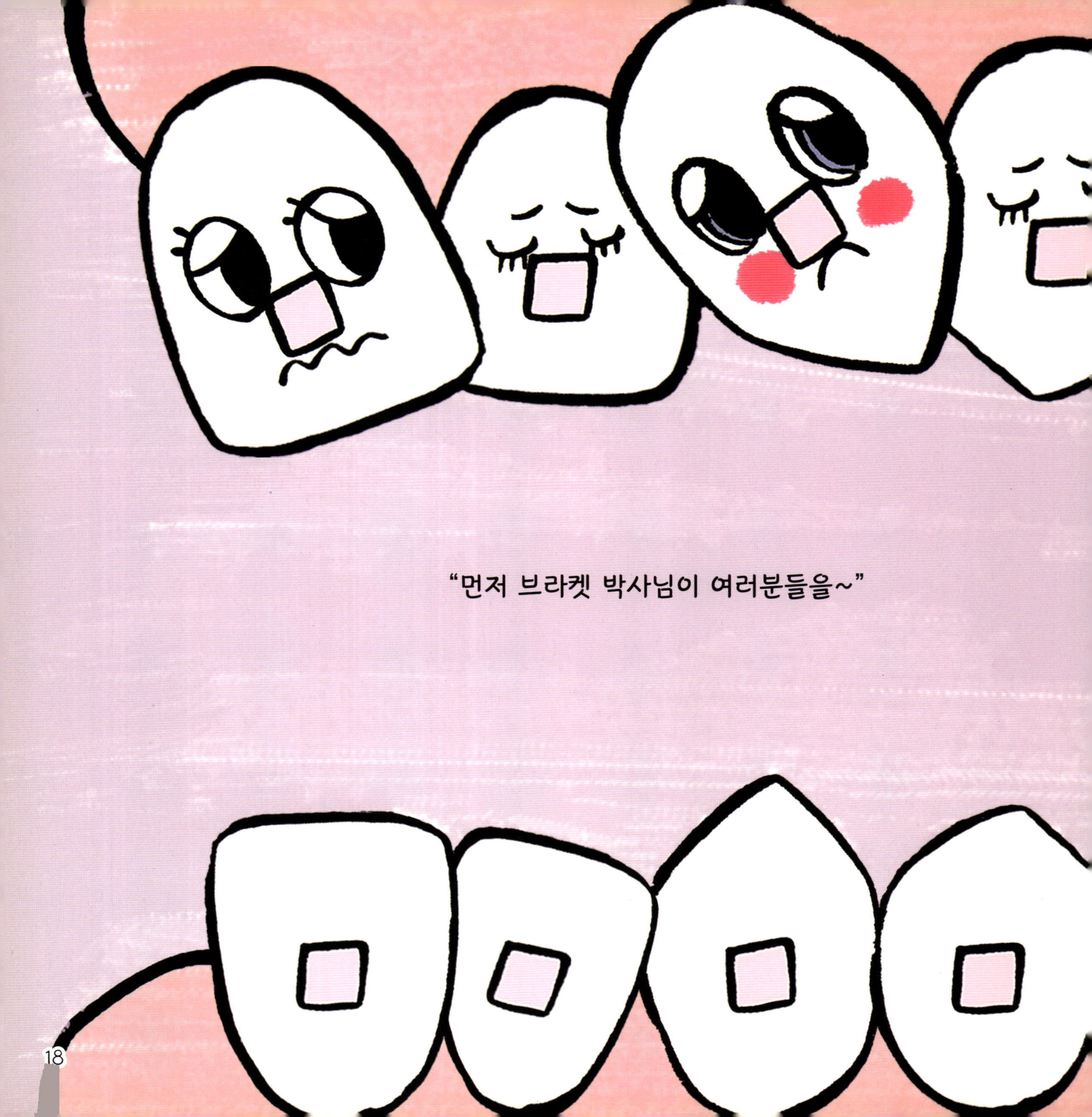

"먼저 브라켓 박사님이 여러분들을~"

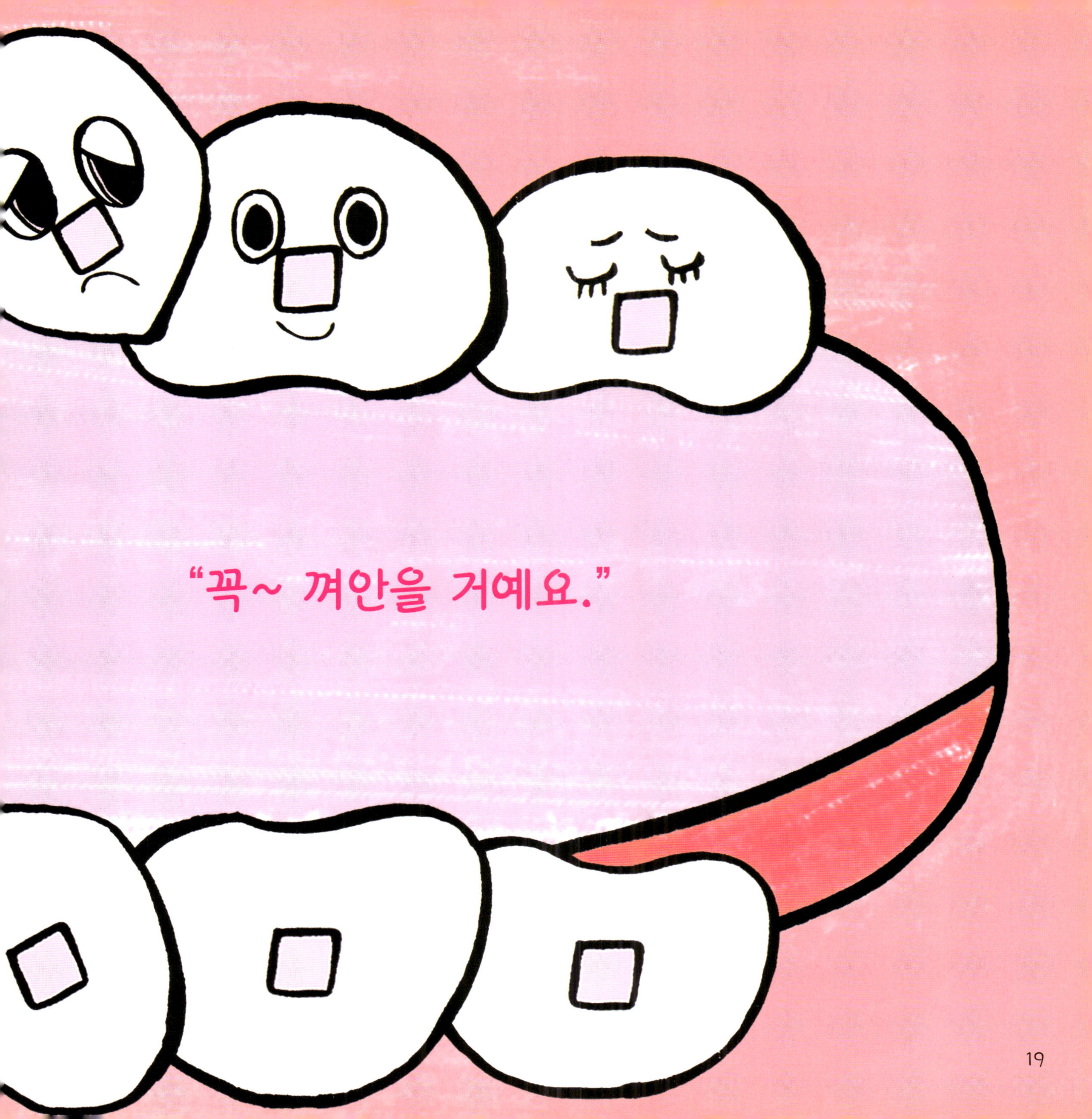

"꼭~ 껴안을 거예요."

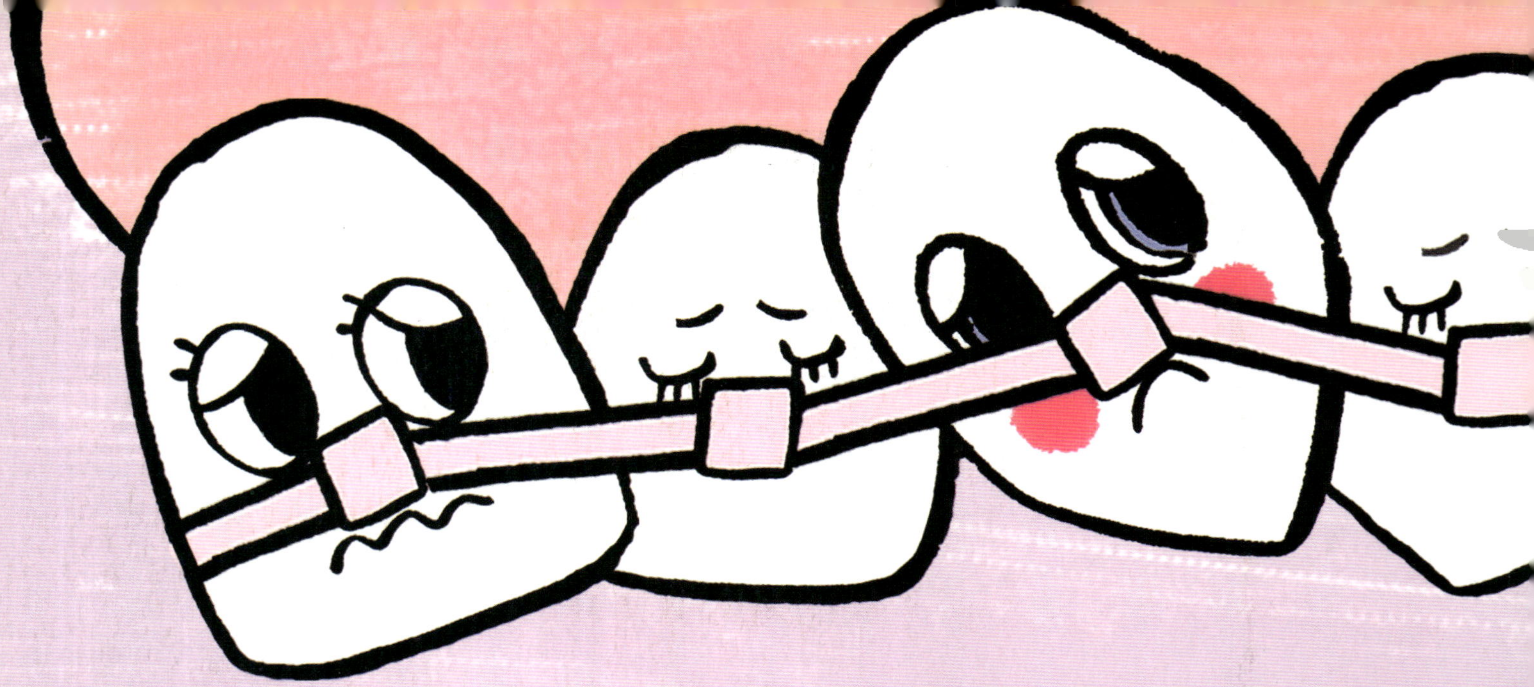

"그럼 제가 브라켓 박사님과 **손을 잡고**

치아 친구들에게 **올바른** 자리로 **안내**해 줄 거예요!"

"친구들은 걱정 말고 잘 따라와 주세요~"

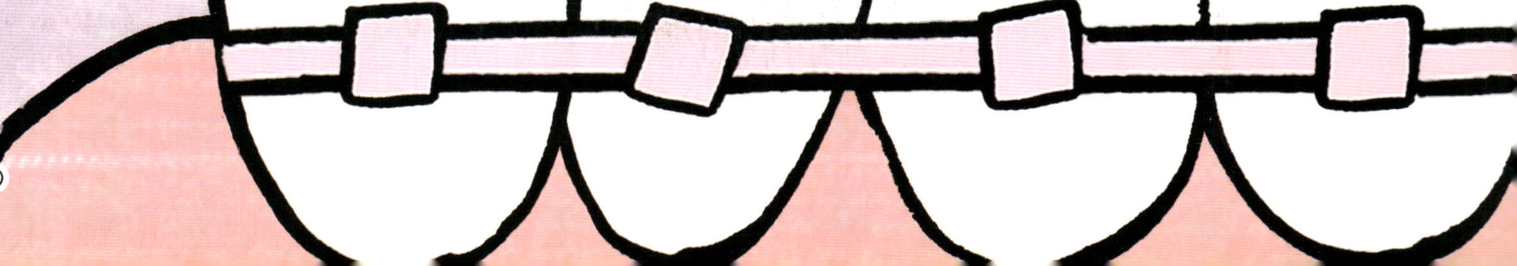

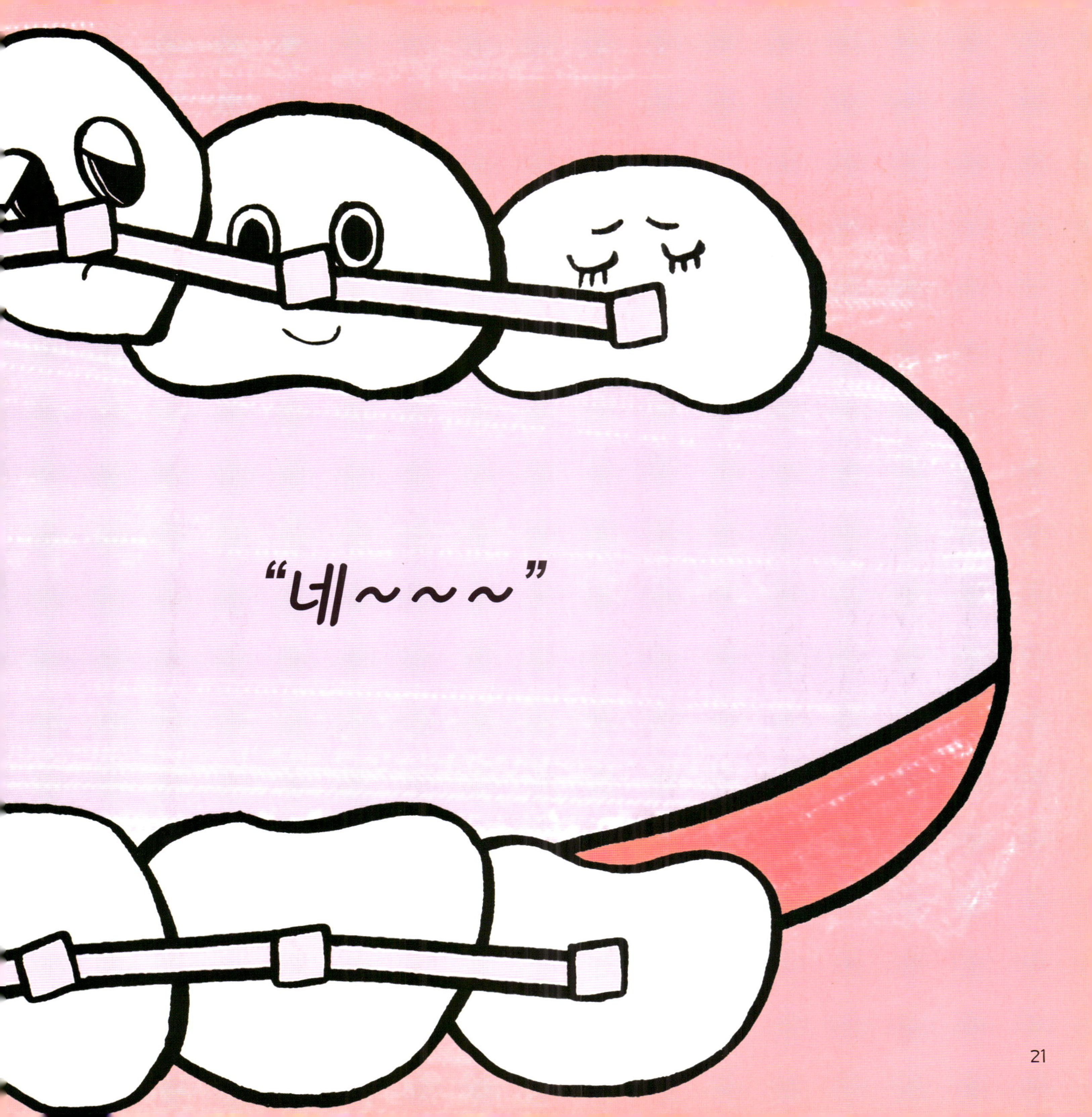
"네~~~"

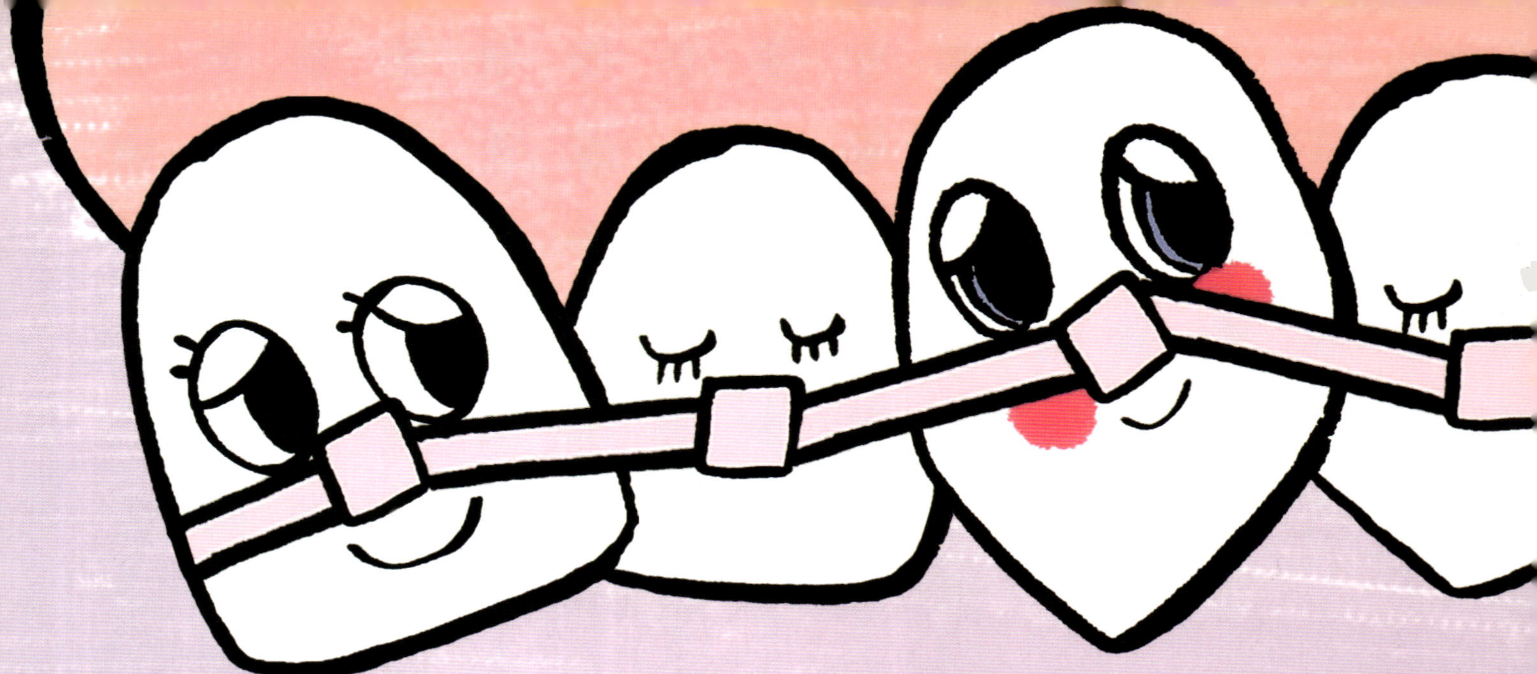

브라켓 박사님과 와이어 교수님이 치아 친구들에게 자리를 **안내**해 주고 있네요.

"송곳니는 **여기로!** 작은 어금니는 **저기로~!**"

"치아 친구들 모두 모두 힘내요~"

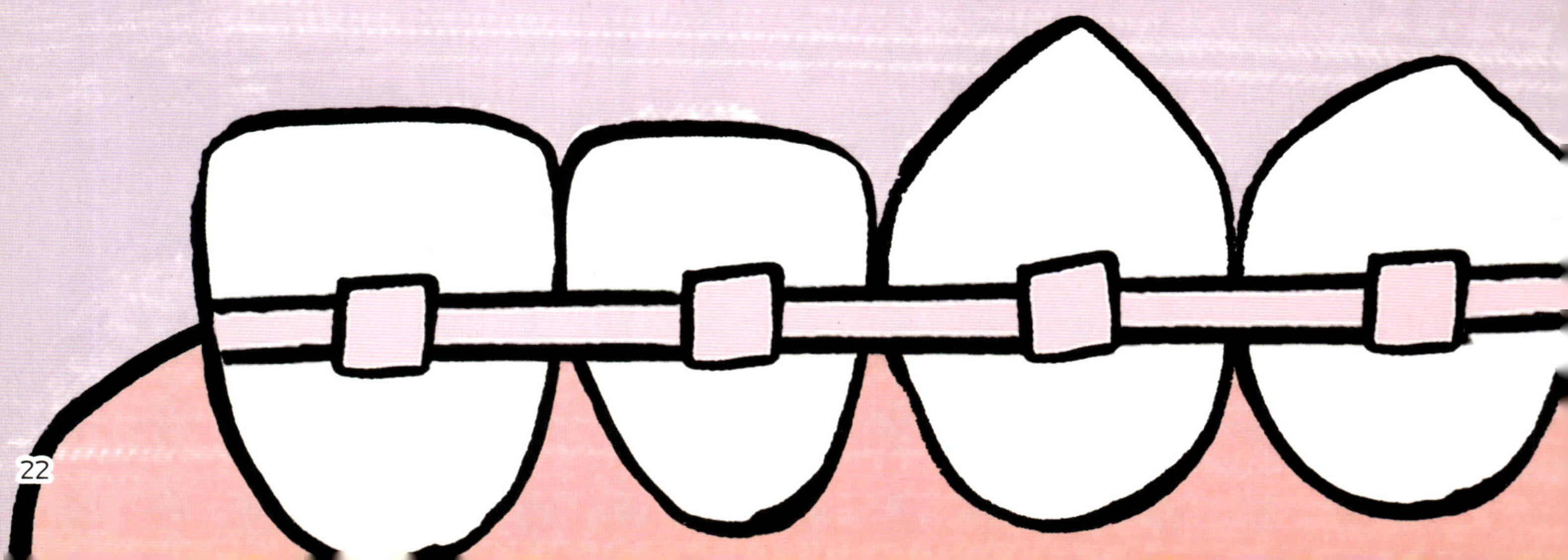

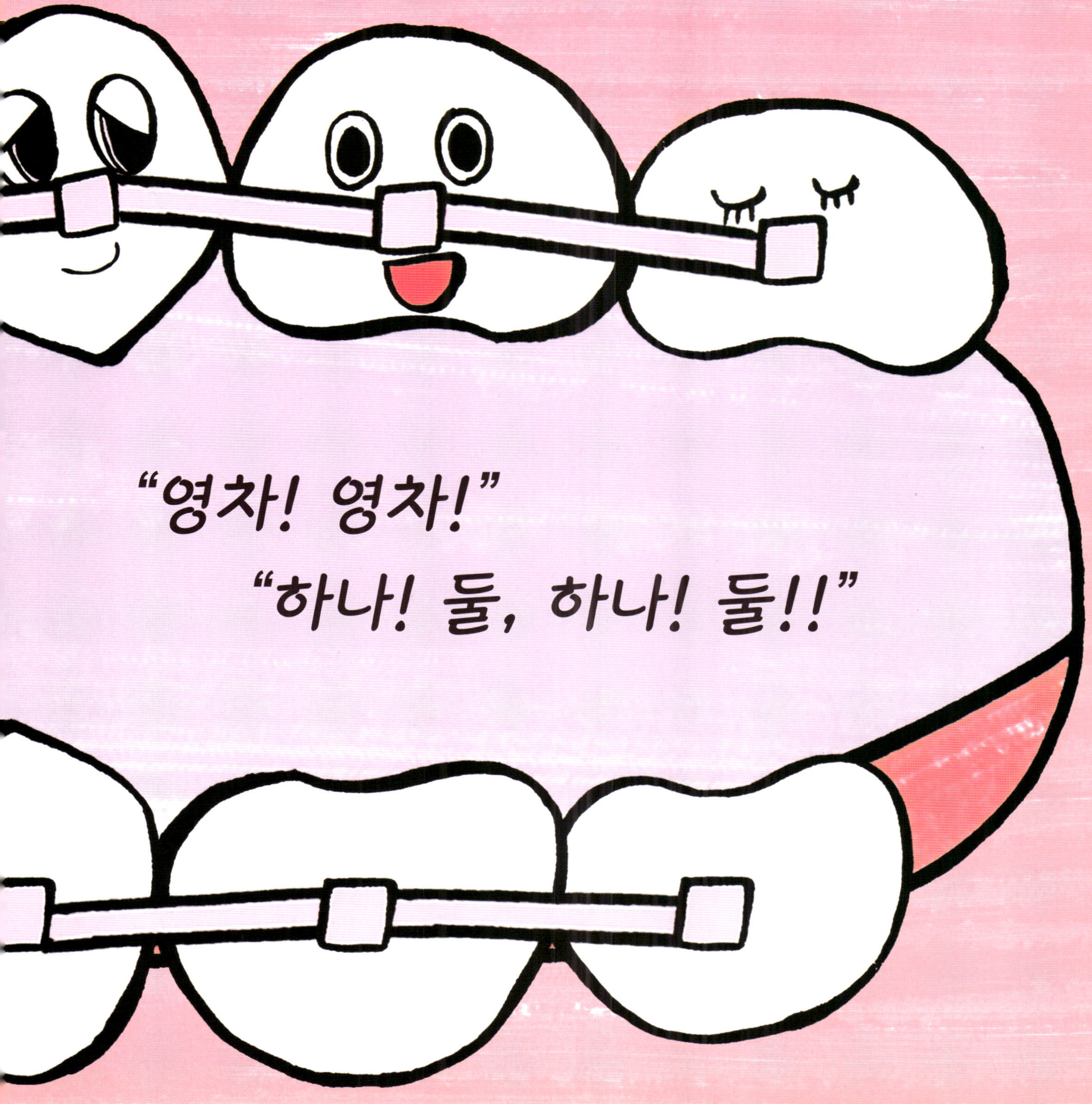

"영차! 영차!"

"하나! 둘, 하나! 둘!!"

그렇게 2년이라는 시간이 지났어요.

오랜만에 유라를 본 친구들은 깜짝 놀랐어요.

"어머! 너... 유라?"

"너 정말 예뻐졌다!! 이가 가지런해졌어~"

"그동안 내 치아들을 가지런하게 하기 위해서 교정치료를 했어."

"어? 이젠 유라 말이 또박또박 들려~"

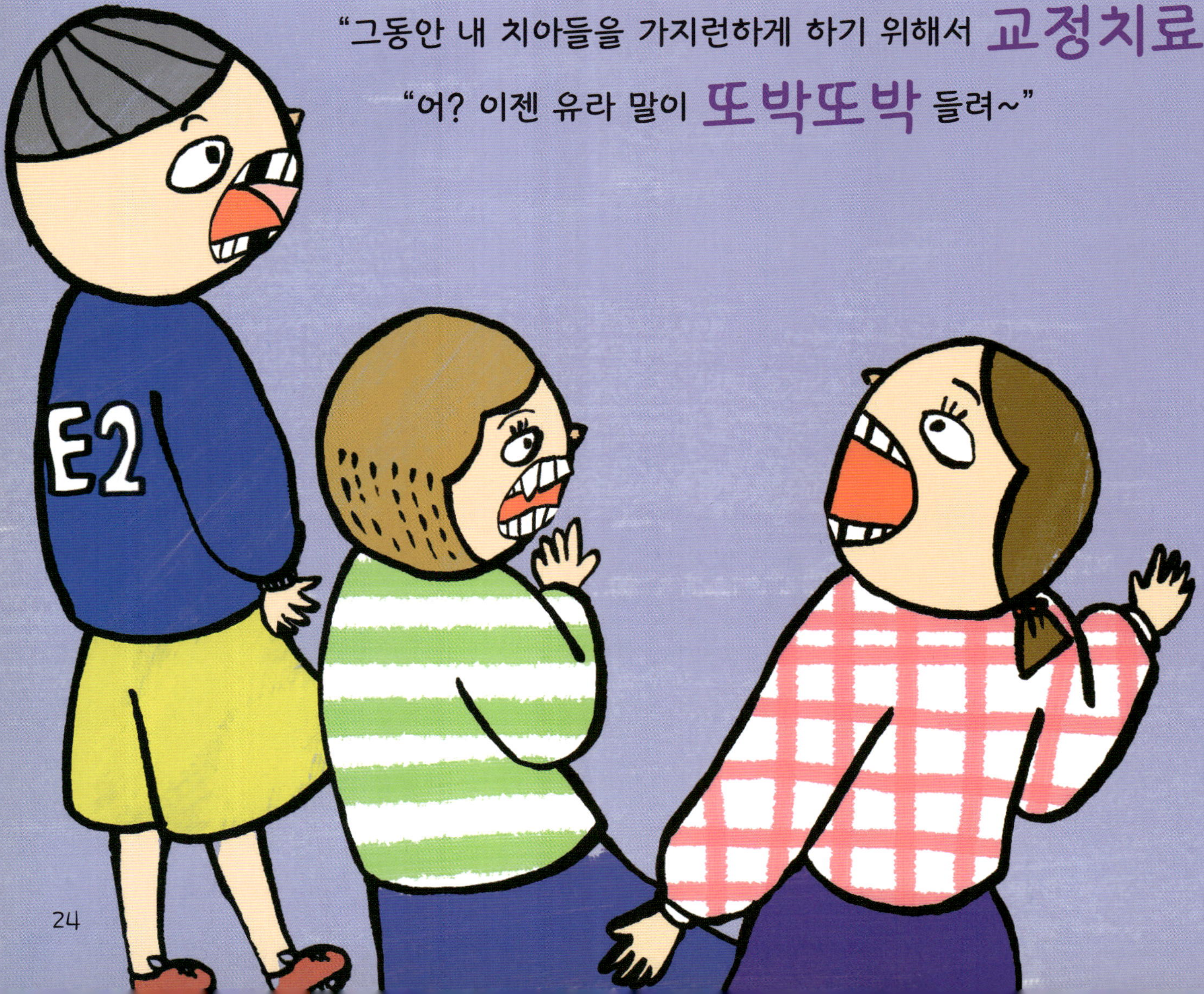

유라는 정말 기뻤어요.

"엄마!! 나도 드디어 **활짝** 웃을 수 있어요!!"

"친구들이 내가 하는 말을 바로 알아듣고, 음식을 잘 씹어 먹을 수도 있어요!"

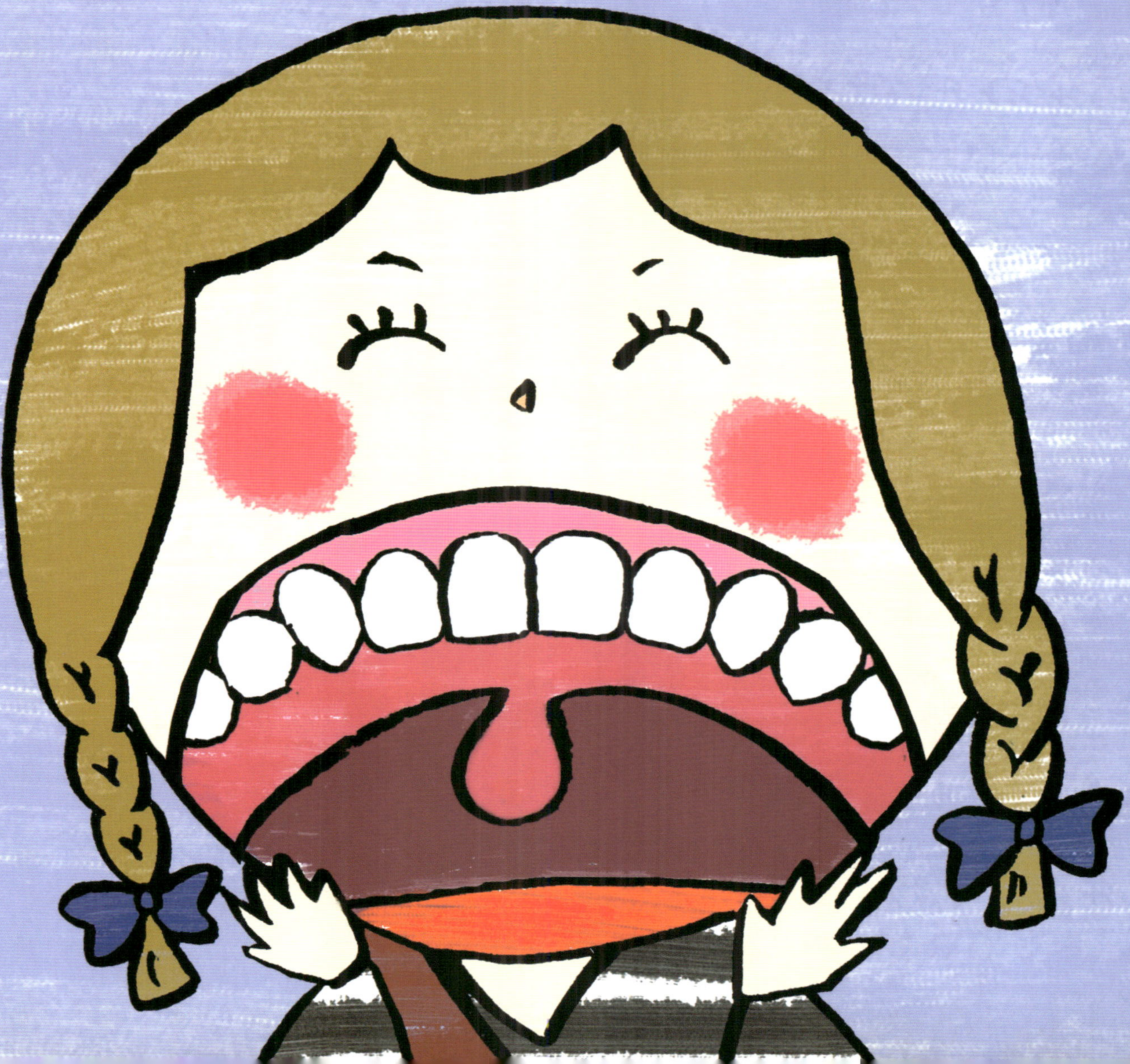

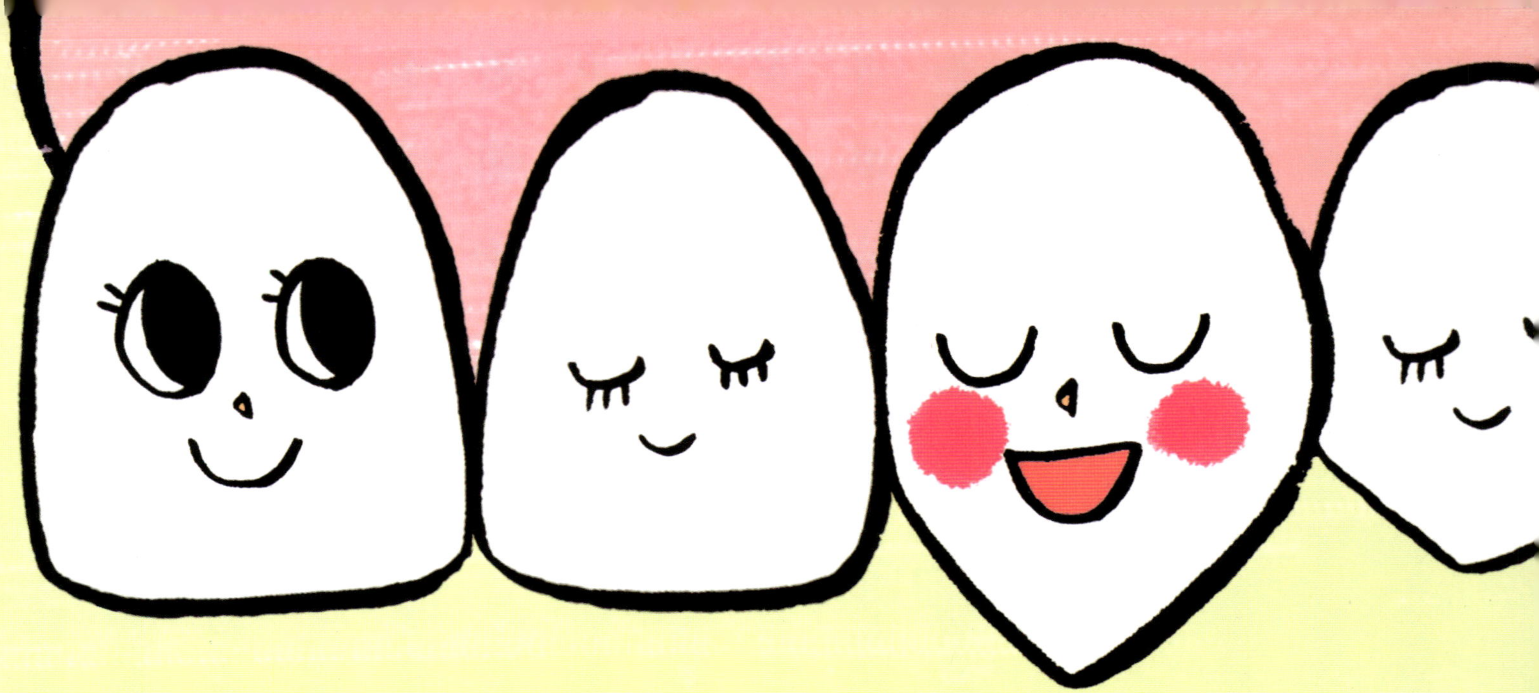

유라의 입속에서 치아 친구들이 기뻐하고 있어요.

"우와~ 드디어 **내 자리를 찾았어!**"

"우리가 나란히 서게 되다니! 정말 꿈만 같아!!"

"나도 이제 잘 씹을 수 있어!!"

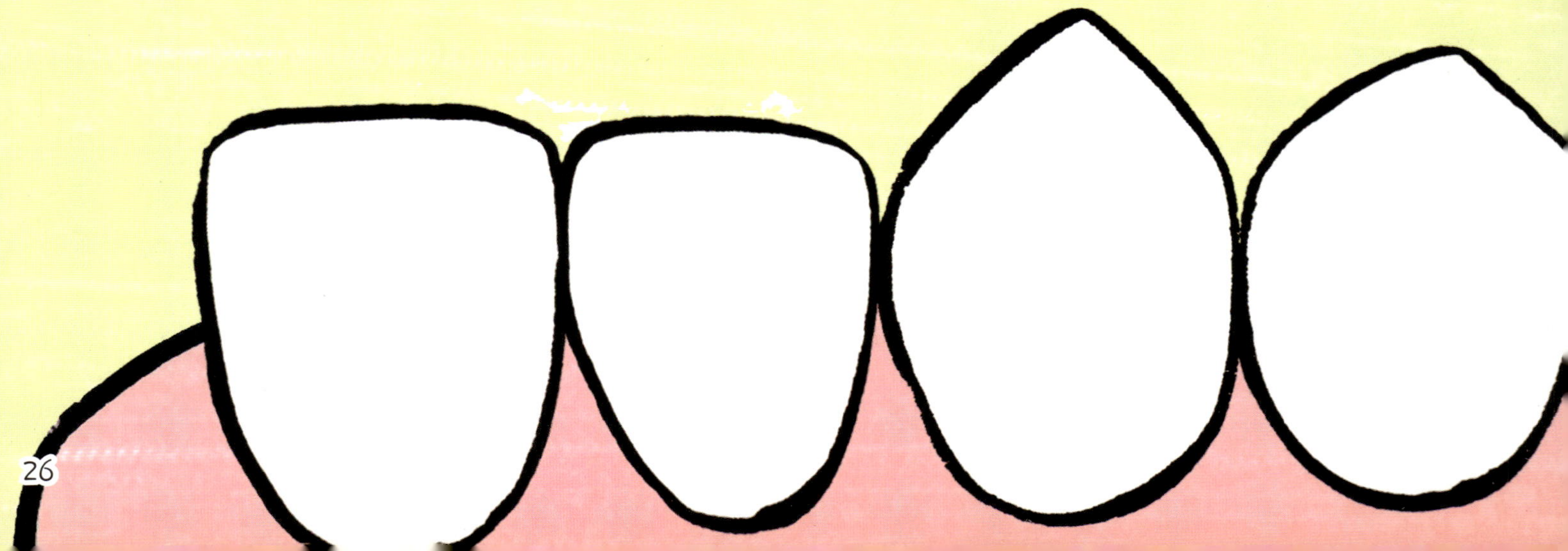

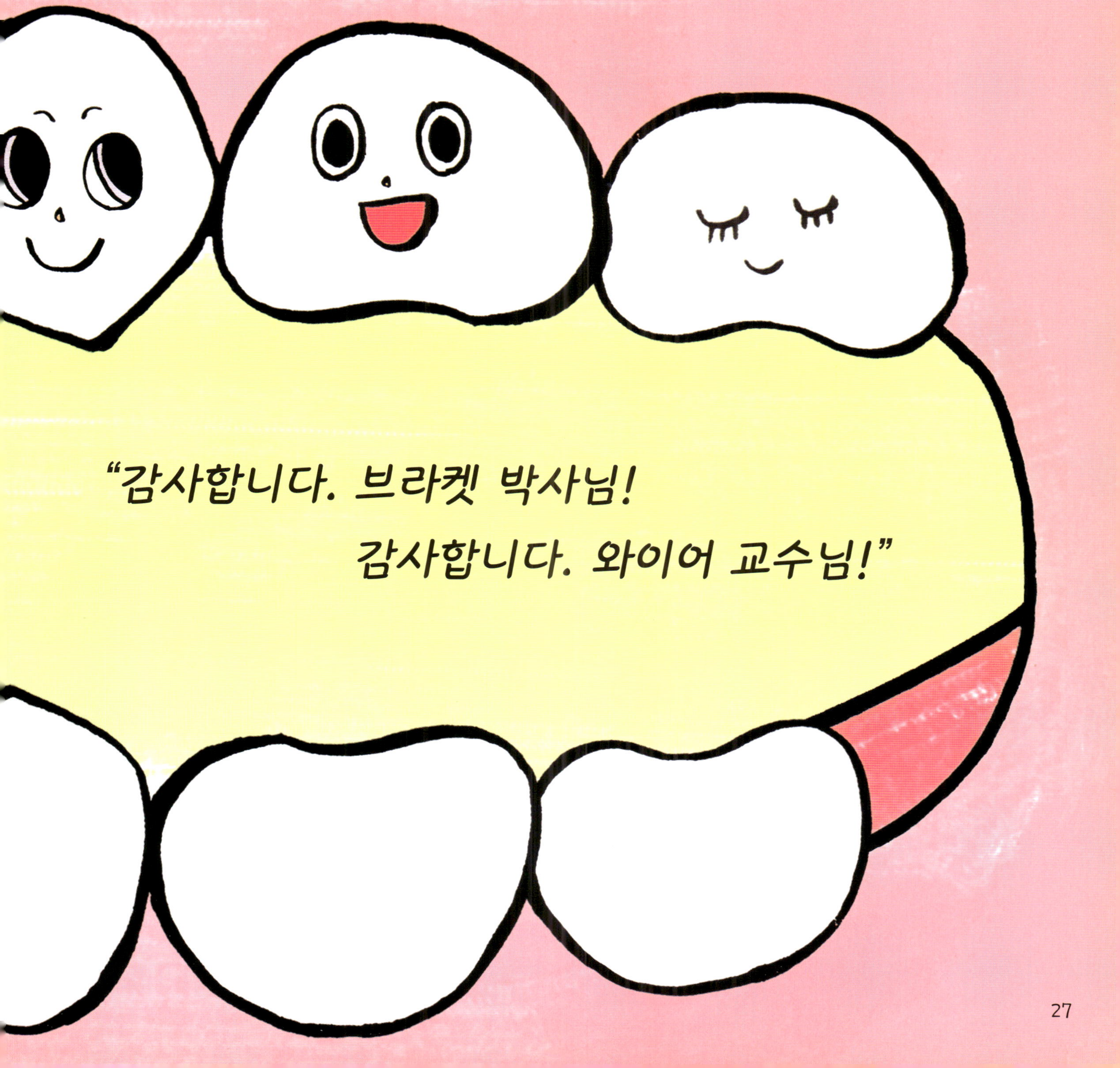

"감사합니다. 브라켓 박사님!
감사합니다. 와이어 교수님!"

QR코드 읽는 법!

송곳니와 함께 알아볼까요?

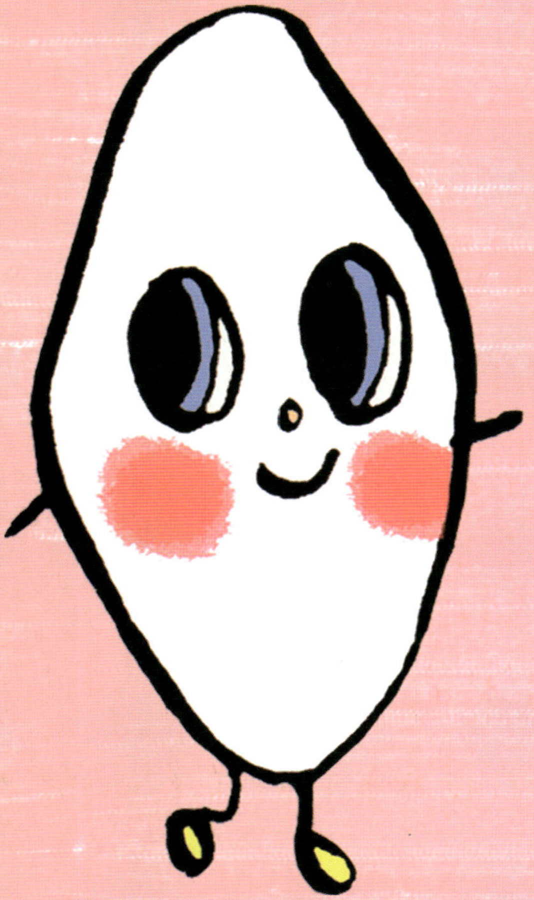

1.

포털사이트 어플을 실행시켜 검색창 옆 마이크를 클릭하세요.

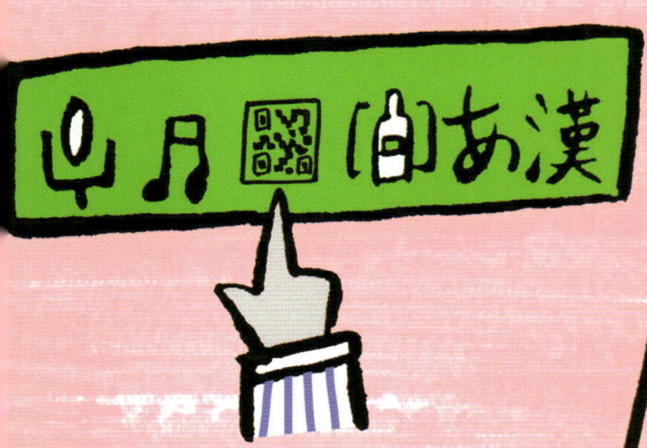

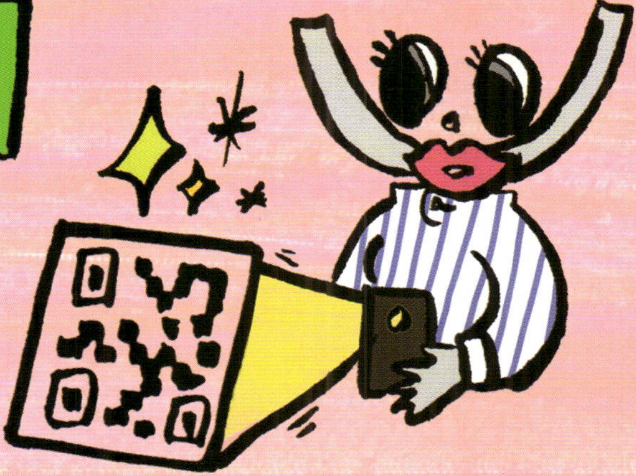

2.

검색창 하단 메뉴 중
QR코드 모양을
클릭하세요.

3.

QR코드에 스마트폰을 대고
초점을 맞추면 인식되어
화면이 넘어 갑니다.

4.

화면의 영상을
재생시킵니다.

친구들, 모두 준비됐나요?

(다음 페이지에 **영상 동화 QR코드**가 있어요!)

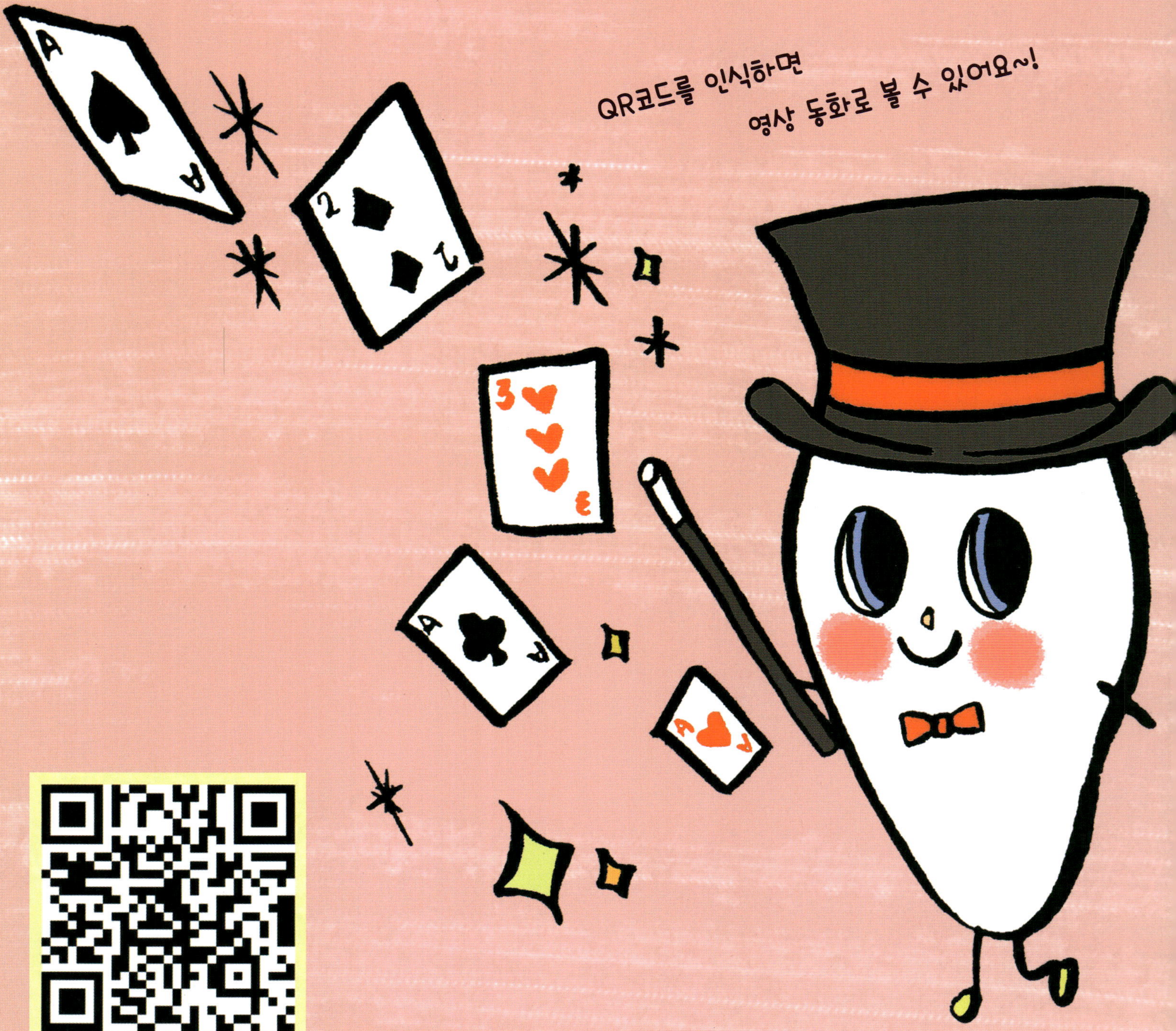
QR코드를 인식하면
영상 동화로 볼 수 있어요~!

이 책은

치과위생사가 글을 짓고 그림을 그려 완성한

구강보건교육용 동화책입니다.

치과위생사는 치과위생사 면허를 소지하고 치과, 보건소 등에서

모든 사람들의 구강건강을 향상시키기 위해

구강보건교육, 구강병 예방처치 등의 업무를 하는 구강보건전문가입니다.

내 자리를 찾아줘!

발행일 2016년 3월 3일

글쓴이 김 수 진·문 민 지·박 미 정·이 다 예·이 은 정·조 나 희·정 영 란

그린이 김 수 진

발행인 최 용 원

편 집 김 수 진

발행처 **대한나래출판사**

등 록 제2012-000051호(1994.6.10)

주 소 서울특별시 성동구 성수이로 147 (성수동2가 289-319번지)
아이에스비즈타워 903호

전 화 (02) 922-7080

팩 스 (02) 922-0841

이메일 nrpub@naver.com

ISBN 978-89-5741-440-8 **정가 10,000원**